MUR PILATES APRÈS LA GROSSESSE

Mouvement sans effort, résultats sans fin : pourquoi le Wall Pilates est parfait pour la récupération post-partum

Andrea Anderson Seba

INTRODUCTION

Félicitations pour avoir franchi cette merveilleuse étape vers votre bien-être post-partum ! Bienvenue dans le monde du Wall Pilates après la grossesse !

Je suis tellement excitée que vous vous embarquiez dans ce voyage de redécouverte de votre force, de reconstruction de votre corps et de récupération de votre corps après l'incroyable miracle de l'accouchement. Wall Pilates offre un moyen sûr et efficace de franchir cette nouvelle étape, et je suis là pour vous guider à chaque étape du processus.

Que vous veniez tout juste d'entrer dans les premières semaines du post-partum ou que vous cherchiez à retrouver la confiance que vous aviez avant la grossesse, ce livre est votre compagnon de confiance. A l'intérieur, vous trouverez :

Une compréhension globale de votre corps post-partum : nous approfondirons les changements physiques, les changements hormonaux et les préoccupations courantes auxquelles vous pourriez être confronté.

La magie du Wall Pilates : découvrez les bienfaits uniques de cette approche de l'exercice douce mais puissante, spécialement conçue pour les besoins post-partum.

Bases pour des progrès durables : Maîtrisez les techniques essentielles de respiration, d'alignement et d'activation de base qui constitueront le fondement de votre pratique du Pilates.

Des entraînements sur mesure pour chaque étape : des premiers flux doux aux routines avancées, vous trouverez des entraînements parfaitement adaptés à votre récupération et à votre niveau de forme physique.

Soutien au bien-être holistique : nous aborderons des aspects essentiels tels que la nutrition, le sommeil et les soins personnels pour garantir que votre bien-être général s'épanouit.

Motivation et au-delà : obtenez des conseils pour rester inspiré, créer une routine d'exercice durable et trouver votre nouveau moi après l'accouchement.

Wall Pilates est un moyen fantastique pour les nouvelles mamans de reprendre l'exercice et de récupérer leur corps après la grossesse. Voici quelques-uns des principaux avantages auxquels vous pouvez vous attendre :

1. Reconstruction en douceur de la force abdominale : La grossesse affaiblit vos muscles centraux, en particulier la paroi abdominale. Wall Pilates utilise des exercices ciblés qui sollicitent vos muscles profonds sans exercer de pression sur votre dos ni sur votre séparation abdominale (diastasis recti). Cette approche douce

aide à reconstruire la force et la stabilité de l'intérieur.

2. Posture améliorée et réduction des maux de dos : La grossesse et le port d'un bébé entraînent souvent une mauvaise posture et des maux de dos. Les exercices Wall Pilates se concentrent sur l'allongement et l'alignement de votre colonne vertébrale, le renforcement des muscles de votre dos et l'amélioration de votre posture globale. Cela peut réduire considérablement les maux de dos et l'inconfort.

3. Amélioration de la santé du plancher pelvien : L'accouchement peut affaiblir les muscles de votre plancher pelvien, entraînant des problèmes comme l'incontinence. Wall

Pilates intègre des exercices qui ciblent et renforcent spécifiquement ces muscles, améliorant ainsi le contrôle de la vessie et la santé globale du plancher pelvien.

4. Augmentation de l'endurance et des niveaux d'énergie : La fatigue post-partum est un défi courant. Wall Pilates est un entraînement à faible impact qui augmente progressivement votre endurance et votre niveau d'énergie. Vous vous sentirez plus forte et plus énergique pour faire face aux exigences de la maternité.

5. Amélioration de l'humeur et réduction du stress : L'exercice est un stimulant naturel de l'humeur et un soulagement du stress. Wall Pilates libère des endorphines, qui ont des

effets améliorant l'humeur et réduisant le stress. Cela peut aider à combattre la dépression et l'anxiété post-partum, favorisant ainsi le bien-être mental général.

6. Sûr et modifiable pour tous les niveaux : Wall Pilates convient à tous les niveaux de forme physique, même si vous n'avez jamais fait d'exercice auparavant. Les exercices peuvent être facilement modifiés en fonction de vos besoins individuels et de votre stade de récupération. Vous pouvez commencer par des mouvements doux et progresser progressivement à mesure que vous devenez plus fort.

7. Connexion sociale et soutien : Rejoindre un cours de Wall Pilates peut être un excellent moyen de se

connecter avec d'autres nouvelles mamans et de créer une communauté de soutien. Partager vos expériences et vous encourager mutuellement peut rendre le voyage post-partum moins isolé et plus agréable.

N'oubliez pas que l'expérience post-partum de chaque femme est unique. Alors, écoutez votre corps, avancez à votre rythme et célébrez vos progrès en cours de route. Avec le dévouement et la magie du Wall Pilates, vous pouvez redécouvrir votre force, votre confiance et votre éclat post-partum !

J'espère que cela vous donne un bon aperçu des bienfaits du Wall Pilates après la grossesse. Si vous avez des questions ou souhaitez en savoir plus sur des exercices spécifiques, n'hésitez pas à les poser !

N'oubliez pas non plus que ce voyage est uniquement le vôtre. Célébrez vos victoires, grandes et petites, et reconnaissez les défis comme des tremplins. Prenez une pose Pilates à la fois et n'oubliez pas que je suis là pour vous encourager à chaque étape du processus !

Ce livre, « Wall Pilates After Pregnancy », est fait pour vous si vous êtes :

Une nouvelle maman à la recherche d'un moyen sûr et efficace de se remettre en forme après l'accouchement.

Préoccupée par les problèmes post-partum courants tels que le diastasis recti, la faiblesse du plancher pelvien et les maux de dos.

Cherchant à reconstruire votre force de base et à retrouver votre confiance d'avant la grossesse.

Un débutant ou une personne ayant une expérience limitée en matière d'exercice et qui souhaite une routine d'entraînement douce et accessible.

Intéressé par un programme d'exercices à faible impact qui améliore votre flexibilité, votre posture et votre bien-être général.

Ouvert à l'exploration d'une communauté solidaire d'autres

nouvelles mamans dans le même voyage.

Essentiellement, ce livre s'adresse à toute femme qui souhaite se sentir autonome et forte dans son corps post-partum grâce à la magie du Wall Pilates. Que vous soyez quelques semaines ou quelques mois après l'accouchement, ce programme peut être adapté à vos besoins spécifiques et vous aider à atteindre vos objectifs.

Mais il est également important de noter que :

Si vous avez des problèmes de santé ou des préoccupations préexistantes, il est toujours préférable de consulter votre médecin avant de commencer tout nouveau programme d'exercices.

Certaines femmes peuvent bénéficier de conseils supplémentaires d'un spécialiste qualifié des exercices post-partum ou d'un physiothérapeute.

Bien que ce livre propose un programme complet, il est important d'écouter votre corps et d'ajuster les exercices si nécessaire.

N'oubliez pas que votre parcours post-partum est unique. Acceptez les changements, célébrez vos progrès et profitez de redécouvrir votre force et votre confiance avec Wall Pilates !

J'espère que cela clarifie à qui s'adresse "Wall Pilates After

Pregnancy". Si vous avez d'autres questions, n'hésitez pas à les poser !

Alors commençons ! Êtes-vous prêt à explorer le monde incroyable du Wall Pilates après la grossesse ?

COMPRENDRE VOTRE CORPS POST-PARTUM

CHANGEMENTS PHYSIQUES APRÈS LA GROSSESSE

Changements physiques après la grossesse : comprendre votre corps post-partum

La grossesse et l'accouchement entraînent un voyage magnifique mais transformateur pour votre corps. Il est normal de ressentir toute une série de changements physiques dans les semaines et les mois suivant l'accouchement, tant internes qu'externes. Voici une liste de certains des plus courants :

Utérus : Votre utérus, qui s'est massivement dilaté pendant la grossesse, commence à revenir à sa taille d'avant la grossesse. Ce rétrécissement, appelé involution, peut provoquer des crampes et des lochies (écoulements vaginaux).

Abdomen : vos muscles abdominaux étirés n'ont peut-être pas complètement retrouvé leur tonus, ce qui peut contribuer au diastasis recti (séparation des muscles de la paroi abdominale).

Plancher pelvien : Les muscles de votre plancher pelvien, qui soutiennent votre vessie, vos intestins et votre utérus, peuvent être affaiblis par l'accouchement. Cela peut entraîner des problèmes tels que l'incontinence ou le prolapsus des organes pelviens.

Seins : Vos seins, qui sont préparés pour la production de lait, peuvent être plus gros et sensibles, surtout pendant l'allaitement. Vous pouvez également avoir des fuites de lait ou un engorgement.

Poids : Vous perdrez probablement du poids en raison de l'expulsion du placenta et du bébé, mais une perte de poids supplémentaire peut prendre du temps et des efforts. N'oubliez pas de vous concentrer sur une alimentation saine et des exercices doux, et non sur une perte de poids rapide.

Cheveux : Les hormones de grossesse peuvent affecter votre cycle capillaire, entraînant une perte temporaire des cheveux ou des changements de texture. Cela se normalise généralement en quelques mois.

Peau : Vous pourriez avoir des vergetures sur l'abdomen, les seins et les cuisses. Ceux-ci disparaîtront avec le temps, mais il existe des moyens de gérer leur apparence.

Fatigue : Il s'agit d'une plainte courante due aux changements hormonaux, au manque de sommeil et aux exigences liées aux soins d'un nouveau-né. Privilégiez le repos et écoutez les besoins de votre corps.

Changements émotionnels et mentaux : les émotions post-partum peuvent être des montagnes russes. Les fluctuations hormonales, le manque de sommeil et les nouvelles responsabilités peuvent contribuer aux sautes d'humeur, à l'anxiété ou même à la dépression. Recherchez le soutien de vos proches et des professionnels de la santé si nécessaire.

Il est important de se rappeler que votre corps est dans un parcours de guérison remarquable. L'expérience de chaque femme est unique et le rythme de guérison varie. Soyez patient avec vous-même, écoutez votre corps et célébrez les incroyables changements qu'il a subis. N'hésitez pas à consulter votre médecin ou un professionnel de la santé si vous avez des inquiétudes concernant l'un des changements physiques que vous vivez.

Voici quelques conseils supplémentaires pour gérer les changements physiques post-partum :

Ayez une alimentation saine et restez hydraté.

Faites régulièrement des exercices doux, comme le Wall Pilates.

Adoptez une bonne hygiène de sommeil.

Recherchez le soutien de votre partenaire, de votre famille et de vos amis.

Parlez à votre médecin de toutes vos inquiétudes.

En comprenant et en prenant soin de votre corps post-partum, vous pouvez vous préparer à un voyage sain et joyeux vers la maternité.

CHANGEMENTS HORMONAUX ET LEUR IMPACT

Changements hormonaux et leur impact : montagnes russes après la grossesse

Ah, le tango hormonal après la grossesse ! C'est un tourbillon de hauts et de bas, qui affecte votre humeur, votre niveau d'énergie et même votre bien-être physique. Explorons ces changements hormonaux et leur impact sur les nouvelles mamans :

Principaux acteurs sur scène :

Œstrogène et progestérone : ces moteurs de la grossesse chutent après l'accouchement, entraînant :

Baby blues : les sautes d'humeur, les larmes et l'irritabilité sont courants lorsque vos hormones du bonheur plongent.

Fatigue : Une diminution des œstrogènes peut saper votre énergie, vous donnant l'impression que vous avez constamment besoin de vous ressourcer.

Libido réduite : un faible taux d'œstrogènes et de progestérone peut freiner votre désir sexuel.

Prolactine : Cette hormone productrice de lait monte en flèche chez les mamans qui allaitent, contribuant à :

Production de lait : la prolactine garantit que votre corps crée du lait nourrissant pour votre tout-petit.

Effet protecteur : Il peut jouer un rôle dans la réduction du risque de dépression post-partum.

Effets secondaires possibles : Certaines mamans ressentent de la fatigue, une sensibilité des seins et même une perte de cheveux en raison de niveaux élevés de prolactine.

Ocytocine : cette « hormone de l'amour » augmente pendant l'allaitement et les liens affectifs, mais diminue également peu de temps après la naissance, affectant potentiellement :

Lien mère-enfant : l'ocytocine favorise les instincts nourriciers et la connexion avec votre bébé.

Anxiété et stress : un faible taux d'ocytocine peut contribuer à un sentiment de dépassement et d'anxiété.

Que pouvez-vous faire?

Soyez gentil avec vous-même : reconnaissez les montagnes russes hormonales et acceptez le fait qu'elles sont temporaires.

Recherchez de l'aide : parlez à votre partenaire, à votre famille et à vos amis de ce que vous ressentez.

Prenez soin de vous : donnez la priorité au sommeil, à une alimentation saine et à des activités relaxantes.

Connectez-vous avec votre bébé : le contact peau à peau et l'alimentation peuvent stimuler l'ocytocine et renforcer votre lien.

Parlez à votre médecin : Si vos changements d'humeur sont graves ou persistants, demandez l'aide d'un professionnel.

N'oubliez pas : l'expérience hormonale de chaque femme est unique. Écoutez votre corps et recherchez du soutien en cas de besoin. Avec de la compréhension et des soins personnels, vous pouvez traverser cette tempête hormonale et prospérer dans votre maternité.

DIASTASIS RECTI ET RECONSTITUTION DE LA FORCE DE BASE

Diastasis Recti et reconstruction de la force de base : votre voyage post-partum commence ici

Ce souci courant du post-partum, qui touche jusqu'à 60 % des nouvelles mamans, fait référence à une séparation des muscles abdominaux. Mais pas de panique ! Avec des mouvements doux et des conseils appropriés, vous pouvez reconstruire votre force de base et retrouver la confiance que vous aviez avant la grossesse.

Comprendre la reprise après sinistre :

Pendant la grossesse, vos muscles abdominaux s'étirent pour s'adapter à la croissance de votre bébé. Parfois, cet étirement peut provoquer un écart entre les muscles droits de l'abdomen, vous laissant avec cette sensation de « chien » dans votre ventre. Il est important de noter que la DR n'est pas une question d'esthétique. Cela peut avoir un impact sur la stabilité centrale, les maux de dos et le contrôle de la vessie.

La bonne nouvelle:

La bonne nouvelle est que la RD est traitable ! Avec la bonne approche, vous pouvez renforcer vos muscles profonds et combler l'écart. Oubliez les redressements assis et les redressements assis : ils peuvent aggraver la RD. Wall Pilates offre un moyen sûr et efficace de reconstruire votre tronc sans forcer votre paroi abdominale.

Le Pilates mural à la rescousse :

Ces exercices doux et ciblés engagent votre noyau intérieur, favorisant la stabilité et la guérison de l'intérieur. Pensez aux compressions du plancher pelvien, aux flexions latérales contre le mur et aux levées douces des jambes – tout cela est conçu pour activer vos muscles profonds sans exercer de pression sur votre paroi abdominale.

Voici à quoi vous pouvez vous attendre :

Amélioration du tonus et de la force musculaire : sentez vos muscles centraux devenir plus forts et plus solidaires.

Diastasis recti réduit : avec une pratique constante, l'écart entre vos muscles abdominaux peut diminuer progressivement.

Posture et stabilité améliorées : une force de base améliorée se traduit par une meilleure posture et une meilleure stabilité globale.

Réduction des maux de dos et de l'inconfort : dites adieu aux maux de dos post-partum ! Des muscles centraux renforcés soutiennent votre colonne vertébrale et soulagent l'inconfort.

Confiance et bien-être accrus : se sentir fort et autonome dans son corps peut améliorer votre confiance et votre bien-être général.

Souviens-toi:

Écoutez votre corps : ne vous forcez pas trop. Commencez par des exercices doux et augmentez progressivement l'intensité à mesure que vous devenez plus fort.

Demandez conseil à un professionnel : consulter un spécialiste des exercices post-partum ou un physiothérapeute peut vous assurer que vous faites les exercices correctement et en toute sécurité.

Célébrez les petites victoires : chaque pas compte ! Soyez fier de vos progrès, aussi petits soient-ils.

Soyez patient : il faut du temps et du dévouement pour reconstruire votre force fondamentale. Soyez patient avec vous-même et profitez du voyage.

Avec la bonne approche et Wall Pilates comme allié, vous pouvez naviguer dans votre parcours de diastasis recti en toute confiance et redécouvrir votre moi post-partum fort et autonome. N'oubliez pas que vous n'êtes pas seul ! Reconstruisons votre corps et embrassons la joie de la maternité, un exercice doux à la fois.

SANTÉ DU PLANCHER PELVIEN ET EXERCICES

Santé du plancher pelvien et exercices : votre base post-partum

Les muscles du plancher pelvien, souvent appelés « muscles du bas », jouent un rôle crucial dans votre bien-être, surtout après l'accouchement. Ces muscles puissants soutiennent votre vessie, vos intestins et votre utérus, influençant des fonctions telles que la miction, le contrôle intestinal et la santé sexuelle. Même si la grossesse et l'accouchement peuvent affaiblir ces muscles, ne vous inquiétez pas ! Les exercices du plancher pelvien peuvent devenir votre arme secrète pour retrouver confiance en vous et en santé.

Comprendre votre plancher pelvien :

Imaginez votre plancher pelvien comme un hamac contenant vos organes pelviens. Pendant la grossesse, ces muscles s'étirent pour s'adapter à la croissance de votre bébé. L'accouchement peut les affaiblir davantage, entraînant des problèmes tels que :

Incontinence urinaire : fuite d'urine en toussant, en éternuant ou en riant.

Prolapsus des organes pelviens : lorsque des organes comme la vessie ou l'utérus font saillie dans le vagin.

Rapports sexuels douloureux : Inconfort lors de l'activité sexuelle.

Renforcez-vous avec les exercices du plancher pelvien :

La bonne nouvelle? Vous pouvez renforcer votre plancher pelvien et résoudre ces problèmes grâce à des exercices ciblés ! Oubliez de forcer ou de retenir votre souffle – pensez « serrez et soulevez » plutôt que « serrez et poussez ».

Voici quelques exercices pour vous lancer :

Exercices de Kegel : Imaginez arrêter l'écoulement de l'urine à mi-écoulement, mais sans solliciter vos abdominaux ou vos fesses. Pressez votre plancher pelvien pendant 5 à 10 secondes, puis détendez-vous pendant le même temps. Répétez 10 à 15 fois, 3 à 4 fois par jour.

Exercices de pont : allongez-vous sur le dos, les genoux pliés et les pieds à plat sur le sol. Pressez vos fessiers et votre plancher pelvien tout en soulevant vos hanches du sol. Maintenez la position pendant 5 secondes, puis redescendez lentement. Répétez 10 à 15 fois.

Étirement chat-vache : commencez à quatre pattes avec les mains sous les épaules et les genoux sous les hanches. Inspirez et cambrez le dos en laissant tomber votre ventre vers le sol. Expirez et arrondissez votre dos en ramenant votre menton contre votre poitrine. Répétez 5 à 10 fois.

Conseils importants :

La cohérence est la clé : essayez de faire vos exercices quotidiennement pour en tirer le meilleur parti.

La qualité plutôt que la quantité : concentrez-vous sur la contraction correcte des muscles de votre plancher pelvien plutôt que sur un nombre élevé de répétitions.

Respirez naturellement : Ne retenez pas votre souffle pendant les exercices.

Écoutez votre corps : arrêtez-vous si vous ressentez une douleur ou un inconfort.

Demandez conseil à un professionnel : un physiothérapeute ou une sage-femme peut vous enseigner des exercices personnalisés et s'assurer que vous les effectuez correctement.

Au-delà des exercices :

N'oubliez pas que la santé du plancher pelvien ne se limite pas à l'exercice. Voici quelques conseils supplémentaires :

Maintenir un poids santé : un excès de poids peut exercer une pression sur les muscles de votre plancher pelvien.

Restez hydraté : Boire beaucoup de liquides aide à prévenir la constipation et les efforts lors des selles.

Ayez une alimentation équilibrée : les aliments riches en fibres aident à gérer les selles et à favoriser la santé globale.

Gérer le stress : Le stress peut exacerber les problèmes du plancher pelvien. Trouvez des moyens sains de vous détendre et de gérer le stress.

En donnant la priorité à la santé de votre plancher pelvien avec des exercices, des habitudes saines et des conseils professionnels si nécessaire, vous pouvez débloquer un monde de confiance et de contrôle dans votre parcours post-partum. Embrassez votre force intérieure et construisez les bases d'un avenir heureux et sain.

RETOUR À L'EXERCICE EN TOUTE SÉCURITÉ APRÈS LA GROSSESSE

Grossesse : récupérez votre corps en toute confiance.

Après le miracle de l'accouchement, de nombreuses nouvelles mamans aspirent à retrouver leur forme physique d'avant la grossesse et à renouer avec leur corps. Mais se lancer dans l'exercice trop tôt ou avec une mauvaise approche peut être préjudiciable. Examinons les règles d'or pour une reprise de l'exercice sûre et efficace après la grossesse :

Écoutez votre corps : Votre priorité absolue est d'écouter les signaux de votre corps. Faire attention à:

Niveaux d'énergie : ne vous forcez pas plus que vous ne vous sentez à l'aise. Commencez par des activités douces et augmentez progressivement l'intensité à mesure que vous reprenez des forces.

Douleur : arrêtez immédiatement si vous ressentez une douleur, en particulier au niveau de l'abdomen, du dos ou du plancher pelvien.

Saignement : attendez que les saignements post-partum s'arrêtent complètement avant de reprendre des activités intenses.

Bien-être mental : l'exercice doit être stimulant et non écrasant. Choisissez des activités que vous aimez et donnez la priorité aux soins personnels.

Suivez les directives :

Moment : Si vous avez accouché par voie basse et sans complications, vous pouvez commencer des exercices doux (marche, yoga léger) dès quelques jours après l'accouchement. Après une césarienne ou en cas de complications, suivez les recommandations spécifiques de votre médecin.

Autorisation : attendez votre examen post-partum de 6 semaines avant de commencer des activités plus intenses comme la course à pied ou le cardio intense.

Concentrez-vous sur le tronc : donnez la priorité aux exercices qui renforcent vos muscles profonds sans forcer votre paroi abdominale. Kegels, exercices du plancher pelvien et Wall Pilates sont d'excellentes options.

Choix à faible impact : optez pour des activités à faible impact comme la natation, la marche, le yoga prénatal ou l'aquagym pour minimiser le stress sur vos articulations et récupérer votre corps.

Progression progressive : augmentez progressivement l'intensité, la durée et la fréquence de vos entraînements. Une augmentation de 10 % par semaine est une ligne directrice sûre.

Rechercher des conseils professionnels :

Consultez votre médecin : discutez de vos projets d'exercices avec votre médecin, surtout si vous avez des inquiétudes ou des problèmes de santé préexistants.

Professionnels certifiés :
Envisagez de travailler avec un spécialiste des exercices post-partum

ou un physiothérapeute qui pourra concevoir un programme personnalisé adapté à vos besoins et à votre stade de récupération.

Souviens-toi:

Soyez patient : votre corps a besoin de temps pour guérir et reprendre des forces. Concentrez-vous sur le progrès, pas sur la perfection. Célébrez chaque étape, aussi petite soit-elle.

La nutrition est importante : Alimentez votre corps avec des aliments nutritifs pour une récupération et une énergie optimales.

Repos et sommeil : donnez la priorité à un repos et à un sommeil adéquats pour donner à votre corps le temps dont il a besoin pour se réparer et se reconstruire.

Profitez du voyage : trouvez des activités que vous aimez et adoptez le mouvement comme un moyen de renouer avec votre corps et de développer votre force et votre confiance en vous pour la maternité.

En donnant la priorité aux besoins de votre corps, en suivant des directives sécuritaires et en recherchant des conseils professionnels si nécessaire, vous pouvez vous lancer dans une reprise réussie et joyeuse de l'exercice après la grossesse. Récupérez vos forces, redécouvrez votre forme physique et sentez-vous autonome dans votre voyage post-partum, une étape consciente à la fois.

SECTION DEUX

LA FONDATION MUR PILATES

INTRODUCTION AUX ÉQUIPEMENTS ET TECHNIQUES DE WALL PILATES

Bienvenue dans le monde du Wall Pilates ! Explorer les équipements et les techniques

Wall Pilates offre une approche unique et douce de l'exercice, particulièrement parfaite pour les nouvelles mamans qui se remettent d'une grossesse et d'un accouchement. Contrairement au Pilates traditionnel sur des équipements tels que les reformers et les Cadillac, Wall Pilates utilise le support simple mais polyvalent d'un mur. Plongeons dans le monde des équipements et des techniques de Wall Pilates, ouvrant la porte à votre parcours de remise en forme post-partum !

Votre outil essentiel de Pilates mural :

-Le mur : votre principal « équipement » est le modeste mur – une base solide et facilement disponible pour vos exercices. Pas besoin de machines sophistiquées ou d'outils coûteux !

Accessoires supplémentaires (facultatifs) :

-Tapis de yoga : offre amorti et confort pour les exercices au sol.

-Bandes de résistance : ajoutez différents niveaux de défi à différents mouvements.

-Pilates Ball : Offre plus d'instabilité et d'engagement pour des exercices spécifiques.

-Foam Roller : Aide à l'auto-massage et au relâchement musculaire.

Techniques fondamentales :

-Respiration : Une bonne respiration diaphragmatique est essentielle en Pilates, car elle fournit de l'oxygène et de la stabilité pendant les mouvements.

-Alignement : maintenir une posture et un alignement corrects maximise l'efficacité de l'exercice tout en protégeant votre corps.

-Activation : L'engagement de vos muscles centraux, en particulier de votre noyau interne profond, est crucial pour développer la force et la stabilité.

-Contrôle et fluidité : les mouvements du Wall Pilates sont conscients et contrôlés, mettant l'accent sur la qualité plutôt que sur la quantité.

Exemples d'exercices de Pilates mural :

-Pompes murales : pompes modifiées contre le mur pour un renforcement doux du haut du corps et du tronc.

-Wall Squats : utilisez le mur pour vous soutenir et vous équilibrer lorsque vous travaillez le bas de votre corps.

-Levées de jambes murales : engagez les muscles de votre tronc et de vos jambes avec diverses levées de jambes tout en vous appuyant contre le mur.

-Planche latérale contre le mur : améliorez la stabilité et la posture du noyau avec une planche latérale modifiée utilisant le mur.

-Wall Roll-Downs : Relâchez les tensions et mobilisez votre colonne vertébrale avec un léger exercice de déroulement contre le mur.

Avantages du Pilates mural :

-Doux et à faible impact : Idéal pour la récupération postnatale et les personnes ayant des limitations.

-Renforce le noyau : cible les muscles profonds du noyau pour reconstruire la stabilité et le soutien du noyau.

-Améliore la posture et la flexibilité : favorise un bon alignement et améliore l'amplitude des mouvements.

-Réduit les maux de dos : Renforce les muscles qui soutiennent la colonne vertébrale, soulageant ainsi les maux de dos.

-Améliore l'humeur et les niveaux d'énergie : L'exercice libère des endorphines, améliorant l'humeur et réduisant le stress.

Souviens-toi:

-Écoutez votre corps : adaptez les exercices à vos besoins individuels et à votre niveau de confort.

-Commencez lentement et progressez progressivement : Ne vous précipitez pas dans des entraînements intenses, laissez votre corps s'adapter.

-Demander des conseils professionnels si nécessaire : Consultez un instructeur qualifié ou un physiothérapeute pour des conseils personnalisés.

Avec son équipement accessible, ses techniques douces et ses nombreux avantages, Wall Pilates offre aux nouvelles mamans un moyen fantastique de reconstruire leurs forces, de reprendre confiance en elles et d'entreprendre un voyage post-partum sain et autonome. Alors, approchez-vous du mur, respirez profondément et lancez-vous dans votre aventure Pilates !

RESPIRATION ET ALIGNEMENT : LES PIÈCES ANGULAIRES DU PILATES POST-PARTUM

Respiration et alignement : les piliers de votre pratique du Pilates post-partum

Lorsqu'il s'agit de Wall Pilates après la grossesse, deux éléments fondamentaux règnent en maître : la respiration et l'alignement. La maîtrise de ces pierres angulaires libérera tout le potentiel de vos entraînements, vous mettant sur la voie d'un voyage post-partum fort, confiant et sain.

Respiration : votre puissance intérieure :

Une bonne respiration diaphragmatique ne consiste pas seulement à inspirer et à expirer ; il s'agit d'exploiter la puissance de votre cœur. Imaginez votre diaphragme, un muscle situé sous vos côtes, comme un soufflet. Lorsque vous inspirez, il se dilate vers le bas, poussant votre ventre vers l'extérieur et vos côtes légèrement vers l'extérieur. Lorsque vous expirez, le diaphragme se contracte, ramenant votre nombril vers l'intérieur et vos côtes vers le bas.

Pourquoi est-ce important?

Oxygéne votre corps et vos muscles : Une respiration améliorée alimente vos mouvements et favorise une récupération efficace.

Vous connecte à votre cœur : la respiration profonde engage vos muscles centraux internes, essentiels pour stabiliser votre colonne vertébrale et soutenir votre corps.

Réduit le stress et l'anxiété : une respiration contrôlée active le système nerveux parasympathique, favorisant la relaxation et calmant votre esprit.

Alignement : Construire une base solide :

Imaginez votre corps comme un bâtiment parfaitement aligné. Lorsque chaque élément de posture est empilé correctement, de la tête aux pieds, vous créez une base stable et soutenue pour le mouvement. Un bon alignement dans Wall Pilates implique :

Colonne vertébrale neutre : maintenir une courbe en S naturelle dans votre colonne vertébrale, en évitant de s'affaisser ou de s'arrondir.

Cou allongé : Allonger votre cou et éviter les tensions en rentrant légèrement votre menton.

Noyau engagé : Garder vos muscles centraux doucement activés pour soutenir vos mouvements et protéger votre dos.

Placement des épaules : Détendez vos épaules vers le bas et vers l'arrière, loin de vos oreilles.

Bassin équilibré : assurez-vous que votre bassin est de niveau et qu'il ne s'incline pas vers l'avant ou vers l'arrière.

Pourquoi est-ce important?

Prévient les blessures : un bon alignement répartit les forces uniformément dans tout votre corps, réduisant ainsi le risque de tensions ou de douleurs musculaires.

Maximise l'engagement musculaire : lorsqu'il est correctement aligné, vous ciblez efficacement les muscles visés, ce qui rend vos entraînements plus efficaces.

Améliore la posture et les schémas de mouvement : une pratique d'alignement cohérente se traduit par une meilleure posture tout au long de la journée et améliore la coordination globale de vos mouvements.

Intégration du Duo :

Considérez la respiration et l'alignement comme une belle danse dans votre pratique du Wall Pilates. Chaque inspiration active votre cœur, le préparant au mouvement. Lorsque vous expirez, vous engagez vos muscles avec un alignement précis, guidant votre corps à travers des exercices contrôlés. Ce flux harmonieux dynamise vos mouvements, optimise vos entraînements et prépare le terrain pour un voyage post-partum sûr et épanouissant.

Souviens-toi:

Concentrez-vous sur la conscience : faites attention à votre respiration et à votre alignement à chaque mouvement.

N'y réfléchissez pas trop : commencez par des signaux doux et affinez progressivement votre technique.

Demandez conseil : N'hésitez pas à demander à un instructeur Wall Pilates qualifié des retours personnalisés et des corrections.

En adoptant le pouvoir de la respiration et de l'alignement, vous pouvez débloquer la véritable magie du Wall Pilates. Ces éléments fondamentaux guideront non seulement vos entraînements, mais vous permettront également de bouger en toute confiance et de construire un corps fort et sain, capable d'embrasser les joies de la maternité.

ENGAGER ET ACTIVER VOTRE SYSTÈME MUSCULAIRE DE BASE

Le noyau insaisissable ! Nous savons tous que c'est crucial, surtout après une grossesse, mais engager et activer ces muscles profonds peut parfois sembler un mystère. Démystifions le processus et vous équipons d'outils essentiels pour éveiller votre puissance centrale post-partum dans votre pratique Wall Pilates !

Comprendre vos couches principales :

Considérez votre noyau non pas comme un simple pack de six, mais comme une symphonie à plusieurs niveaux. Les muscles profonds du noyau interne, y compris les abdominaux transversaux et le plancher pelvien, sont les conducteurs, fournissant une stabilité et un soutien fondamentaux. Les muscles externes du tronc comme le droit de l'abdomen et les obliques ajoutent de la puissance et du mouvement.

Défis post-partum :

La grossesse et l'accouchement peuvent affaiblir votre corps, en particulier les muscles internes profonds. Cela peut entraîner un diastasis recti (séparation des muscles abdominaux), des maux de dos et des problèmes de contrôle de la vessie.

L'approche douce :

Oubliez les redressements assis et les redressements assis – ils peuvent aggraver le diastasis recti ! Wall Pilates offre un moyen sûr et efficace de cibler votre corps profond grâce à des exercices doux et ciblés.

Astuces et exercices d'activation :

Compressions du plancher pelvien : Imaginez arrêter le flux d'urine à mi-chemin, mais sans engager vos muscles externes. Pressez et maintenez pendant 5 à 10 secondes, puis détendez-vous. Répétez 10 à 15 fois.

Dessiner le nombril : tirez doucement votre nombril vers votre colonne vertébrale tout en expirant. Tenez quelques secondes, puis relâchez. Répétez 10 à 15 fois.

Étirement Chat-Vache : À quatre pattes, cambrez votre dos pendant que vous inspirez, puis arrondissez votre dos et rentrez votre menton pendant que vous expirez. Répétez 5 à 10 fois

Planche latérale contre le mur : utilisez le mur comme support lorsque vous soulevez vos hanches dans une planche latérale, en engageant votre tronc et vos obliques. Tenez pendant 5 à 10 secondes de chaque côté.

Souviens-toi :

La qualité plutôt que la quantité : concentrez-vous sur la sensation d'engager vos muscles profonds, et non sur le nombre de répétitions.

Respirez profondément : connectez votre respiration à votre activation principale. Expirez lorsque vous vous engagez et inspirez lorsque vous relâchez.

Écoutez votre corps : arrêtez-vous si vous ressentez une douleur ou un inconfort.

Progressez progressivement : commencez par des exercices doux et augmentez l'intensité à mesure que votre corps se renforce.

Au-delà des exercices :

N'oubliez pas que l'activation de base est un choix de style de vie. Voici quelques conseils supplémentaires :

Maintenez une bonne posture : tenez-vous droit, les épaules en arrière et le tronc engagé.

Engagez votre corps dans les activités quotidiennes : soulevez des objets avec vos jambes, pas avec votre dos, et contractez votre corps lorsque vous toussez ou éternuez.

Gérer le stress : Le stress peut affaiblir votre cœur. Pratiquez des techniques de relaxation comme le yoga ou la méditation.

En comprenant votre système de base, en adoptant les bons exercices et en intégrant l'activation de base dans votre vie quotidienne, vous pouvez réveiller votre centrale post-partum et jeter les bases d'une personne forte, en bonne santé et confiante.

N'hésitez pas à poser des questions sur des exercices spécifiques, des techniques d'activation de base ou des défis auxquels vous êtes confronté. Je suis là pour vous soutenir dans votre voyage vers un noyau plus fort et une expérience post-partum plus heureuse !

TROUVER LA STABILITÉ ET LA MOBILITÉ GRÂCE À DES EXERCICES ESSENTIELS DE WALL PILATES

Le voyage vers la stabilité et la mobilité post-partum ! C'est une belle danse entre développer la force et retrouver la liberté de mouvement de son corps. Wall Pilates fournit la plateforme parfaite pour cette danse, proposant des exercices doux mais efficaces pour libérer votre potentiel de stabilité et de mobilité. Explorons quelques exercices essentiels pour vous guider :

Piliers stabilisateurs :

Squats muraux : utilisez le mur comme support lorsque vous vous accroupissez, en engageant les muscles du tronc et des jambes. Concentrez-vous sur le maintien d'un bon alignement avec vos genoux alignés avec vos chevilles et votre dos droit. Cela renforce la force du bas du corps et la stabilité du tronc, essentielles pour les activités quotidiennes.

Planche latérale contre le mur : Encore une fois, le mur est votre ami ! Tenez une planche latérale avec votre avant-bras contre le mur pour vous soutenir. Cela renforce votre tronc et vos obliques, améliorant ainsi la stabilité rotationnelle et la posture.

Ponts : En position allongée sur le dos, les genoux pliés, soulevez vos hanches du sol, en serrant vos fessiers et votre tronc. Cela renforce votre chaîne et votre noyau postérieurs, favorisant la stabilité et prévenant les maux de dos.

Déménageurs de mobilité :

Étirement chat-vache : Cette pose de yoga classique fait des merveilles pour la flexibilité de la colonne vertébrale. À quatre pattes, cambrez le dos à l'inspiration et arrondissez le dos à l'expiration. Cela favorise la mobilité de la colonne vertébrale et libère les tensions.

Cercles de bras : Avec les bras étendus sur les côtés, faites de légers cercles vers l'avant et vers l'arrière. Cela améliore la mobilité des épaules et libère les tensions dans le haut du corps.

Balançoires des jambes murales : Tenez-vous debout contre le mur et balancez doucement votre jambe d'avant en arrière, en tendant la main vers le mur avec votre orteil à chaque balançoire. Cela étire vos ischio-jambiers et améliore la mobilité des hanches.

Joindre les points:

N'oubliez pas que la stabilité et la mobilité ne sont pas des entités distinctes. Ces exercices fonctionnent ensemble pour créer un corps équilibré et autonome. La stabilité constitue la base d'un mouvement sûr et contrôlé, tandis que la mobilité vous permet de vous déplacer avec liberté et grâce.

Au-delà des exercices :

Échauffement et récupération : Ne négligez pas les étirements doux avant et après votre entraînement pour préparer vos muscles et éviter les blessures.

Écoutez votre corps : ne vous forcez pas trop. Modifiez les exercices si nécessaire et arrêtez-vous si vous ressentez de la douleur.

Demandez conseil : si vous débutez dans Wall Pilates, envisagez de travailler avec un instructeur qualifié pour apprendre la technique appropriée et assurer la sécurité.

Embrassez le voyage :

Retrouver la stabilité et la mobilité post-partum demande du temps et du dévouement. Soyez patient avec vous-même, célébrez vos progrès et profitez de la redécouverte du potentiel de votre corps. Wall Pilates offre un chemin doux et efficace vers une personne plus forte, plus mobile, prête à embrasser les joies de la maternité avec une confiance retrouvée.

MODIFICATION ET ÉCHELLE DES ENTRAÎNEMENTS PILATES POST-PARTUM

Modifier et intensifier vos séances d'entraînement Pilates post-partum est la clé d'un retour à la forme physique sûr et efficace. N'oubliez pas que votre corps est sur un chemin de guérison unique, alors écoutez-le et ajustez votre pratique en conséquence. Voici quelques conseils pour vous guider :

Comprendre vos besoins :

Diastasis Recti : Si vous souffrez de diastasis recti, évitez les exercices qui sollicitent votre paroi abdominale. Optez pour des exercices d'activation de base doux comme des compressions du plancher pelvien et des planches latérales modifiées.

Maux de dos : faites attention aux exercices qui aggravent vos maux de dos. Choisissez des options à faible impact comme les levées de jambes contre le mur et évitez les redressements assis ou les redressements assis.

Récupération par césarienne : si vous avez eu une césarienne, commencez par des exercices doux qui n'exercent pas de pression sur votre incision. Concentrez-vous sur l'activation du plancher pelvien et les mouvements du haut du corps.

Niveaux d'énergie : ne soyez pas un héros ! Écoutez votre niveau d'énergie et modifiez ou raccourcissez vos entraînements si nécessaire. Le repos et la récupération sont cruciaux pour la santé post-partum.

Magie de modification :

Le mur comme allié : utilisez le mur pour vous soutenir et vous équilibrer dans des exercices comme les squats, les fentes et les planches latérales. Cela réduit la pression sur vos articulations et votre tronc.

Accessoires pour progresser : utilisez des blocs de yoga, des sangles ou des oreillers pour modifier les exercices et les rendre plus confortables ou plus stimulants selon les besoins.

Écoutez votre corps : ressentez de la douleur ? Arrêtez immédiatement l'exercice ! Modifiez ou choisissez un exercice différent qui vous semble sûr et confortable.

Réduire l'intensité : réduisez le nombre de répétitions, raccourcissez la durée des prises ou diminuez l'amplitude des mouvements dans un exercice.

Évoluer en toute confiance :

Progression progressive : commencez par des exercices doux et augmentez progressivement l'intensité et la durée à mesure que votre force et votre endurance s'améliorent. Visez une augmentation de 10 % par semaine.

La variété est la clé : ne vous en tenez pas à la même routine tous les jours. Mélangez vos entraînements avec différents exercices et défis pour garder votre corps engagé et éviter les plateaux.

Écoutez votre humeur : choisissez les exercices que vous aimez ! Si vous vous sentez épuisé, optez pour un flux doux, tandis que les journées riches en énergie peuvent nécessiter une routine plus stimulante.

Célébrez chaque étape : soyez fier de vos progrès, aussi petits soient-ils. Chaque étape compte sur votre parcours post-partum vers une personne plus forte et en meilleure santé.

Souviens-toi:

Recherchez des conseils professionnels : si vous avez des préoccupations spécifiques ou si vous avez besoin de modifications personnalisées, consultez un spécialiste qualifié des exercices post-partum ou un physiothérapeute.

La sécurité d'abord : donnez toujours la priorité à la sécurité plutôt qu'à vous pousser trop fort.

Fun et Flow : rendez vos entraînements agréables ! Bougez avec intention, connectez-vous avec votre respiration et appréciez la joie de redécouvrir votre corps post-partum.

La modification et la mise à l'échelle de vos entraînements Pilates vous permettent d'adapter votre pratique à vos besoins uniques et à votre étape de récupération. Avec des ajustements réfléchis, vous pouvez créer une routine sûre et efficace qui soutient votre corps, renforce votre confiance et vous mène vers un voyage post-partum responsabilisé.

ENTRAÎNEMENT WALL PILATES POUR CHAQUE ÉTAPE DE RÉCUPÉRATION

FLUX PILATES DOUX POUR LA GUÉRISON POST-PARTUM PRÉCOCE (SEMAINES 1 À 4)

Flux Pilates doux pour la guérison précoce du post-partum (semaines 1 à 4)

Félicitations pour l'accueil de votre petit! Les premières semaines post-partum sont consacrées au repos, à la récupération et au lien avec votre bébé. Bien que l'exercice intense soit interdit, des mouvements doux peuvent favoriser la guérison, améliorer l'humeur et atténuer les inconforts courants. Ce flux Pilates, spécialement conçu pour les semaines 1 à 4 post-partum, offre un moyen sûr et stimulant de renouer avec votre corps et de jeter les bases d'un avenir solide et sain.

Souviens-toi:

Écoutez votre corps ! Modifiez ou arrêtez tout exercice qui provoque de la douleur ou de l'inconfort.

Respirez profondément et connectez votre respiration à vos mouvements.

Concentrez-vous sur la qualité plutôt que sur la quantité. 5 à 10 répétitions avec une forme correcte valent mieux que 20 répétitions avec une mauvaise forme.

Commencez par des séances plus courtes (10 à 15 minutes) et augmentez progressivement la durée à mesure que vous vous sentez plus fort.

Échauffement (5 minutes) :

Roulements du cou : roulez doucement la tête dans un mouvement circulaire, vers l'avant et vers l'arrière, 5 fois dans chaque direction.

Cercles d'épaules : faites de petits cercles avec vos épaules, vers l'avant et vers l'arrière, 5 fois dans chaque direction.

Cercles de chevilles : Encerclez vos chevilles dans le sens des aiguilles d'une montre et dans le sens inverse, 5 fois dans chaque direction.

Étirement chat-vache : commencez à quatre pattes avec les mains sous les épaules et les genoux sous les hanches. Inspirez et cambrez le dos en laissant tomber votre ventre vers le sol. Expirez et arrondissez votre dos en ramenant votre menton contre votre poitrine. Répétez 5 à 10 fois.

Flux principal (20-25 minutes) :

1. Levées de jambes latérales : Allongez-vous sur le côté, votre bras inférieur soutenant votre tête et votre bras supérieur reposant sur votre hanche. Gardez vos hanches empilées

et engagez votre cœur. Soulevez légèrement votre jambe supérieure, maintenez-la pendant quelques secondes, puis abaissez-la lentement. Répétez 10 à 12 fois de chaque côté.

2. Pose modifiée de l'enfant : commencez à quatre pattes, puis asseyez-vous sur vos talons et posez votre front sur le sol. Étendez vos bras vers l'avant avec les paumes vers le bas. Respirez profondément et retenez pendant 5 à 10 respirations.

3. Wall Bridge : Asseyez-vous, le dos contre le mur et les genoux pliés. Appuyez vos pieds sur le sol et soulevez vos hanches du sol, en serrant vos fessiers et votre tronc. Maintenez la position pendant 5 à 10 secondes,

puis redescendez lentement. Répétez 10 à 12 fois.

4. Compressions du plancher pelvien : Imaginez arrêter le flux d'urine à mi-chemin, mais sans engager vos muscles abdominaux. Contractez les muscles de votre plancher pelvien pendant 5 à 10 secondes, puis détendez-vous. Répétez 10 à 12 fois.

5. Cercles de bras (assis) : Asseyez-vous droit, le dos droit et les épaules détendues. Faites de petits cercles avec vos bras, en avant et en arrière, 5 fois dans chaque direction.

Récupération (5 minutes) :

Respiration profonde : Allongez-vous sur le dos, les genoux pliés et les pieds à plat sur le sol. Placez une main sur votre poitrine et l'autre sur votre ventre. Respirez profondément et lentement, en sentant votre ventre monter et descendre à chaque respiration. Inspirez en comptant jusqu'à 4, maintenez pendant 2 et expirez en comptant jusqu'à 6. Répétez 5 à 10 fois.

Savasana soutenu : Allongez-vous sur le dos, les bras reposant sur les côtés et les paumes tournées vers le haut. Fermez les yeux et détendez tout votre corps. Lâchez toute tension et concentrez-vous simplement sur votre respiration. Restez dans cette position pendant 5 à 10 minutes.

N'oubliez pas qu'il ne s'agit que d'un exemple de flux. N'hésitez pas à l'adapter à vos besoins et préférences. Vous pouvez trouver d'innombrables exercices Pilates doux en ligne ou consulter un spécialiste qualifié des exercices post-partum pour des conseils personnalisés. Profitez de ce flux et célébrez chaque étape de votre voyage post-partum !**

RECONSTRUIRE LA FORCE ET LA CONFIANCE AVEC LE PILATES (SEMAINES 5 À 8)

Félicitations, vous avez atteint les semaines 5 à 8 de votre voyage post-partum ! Votre corps a déjà accompli beaucoup de choses en matière de guérison et d'adaptation. Il est maintenant temps de reconstruire en douceur votre force et votre confiance avec des exercices Pilates qui ciblent des domaines spécifiques de récupération et d'autonomisation.

Domaines d'intervention :

Activation profonde du tronc : continuez à renforcer vos muscles centraux internes grâce à des exercices tels que des compressions du plancher pelvien, des planches latérales modifiées et des étirements chat-vache. Cela constitue une base stable pour tous vos mouvements.

Récupération du diastasis recti : Si vous souffrez de diastasis recti, évitez de forcer votre paroi abdominale. Optez pour des exercices de respiration doux, une activation du plancher pelvien et des levées de jambes modifiées qui engagent votre noyau interne sans exercer de pression sur votre abdomen.

Soulagement des maux de dos post-partum : des exercices d'engagement doux, des étirements des jambes et des hanches et des postures soutenues comme la pose de l'enfant peuvent aider à soulager les maux de dos. Écoutez votre corps et évitez tout exercice qui aggraverait l'inconfort.

Reprendre confiance : à mesure que vous retrouvez force et contrôle, choisissez des exercices qui vous permettent de vous sentir fort et autonome. Cela peut inclure des équilibres debout, des pompes Pilates modifiées contre le mur ou même un léger flux de musique.

Exemple d'entraînement Pilates (semaines 5 à 8) :

Échauffement (5 minutes) :

Étirement chat-vache : 5 à 10 répétitions

Roulements d'épaules doux : 5 à 10 répétitions dans chaque direction

Cercles de cheville : 5 à 10 répétitions dans chaque direction

Flux principal (25-30 minutes) :

1. Levées de jambes latérales avec bande de résistance : identique à celle des semaines 1 à 4, mais ajoutez une légère bande de résistance autour de

vos chevilles pour un défi supplémentaire. Répétez 10 à 12 fois de chaque côté.

2. Wall Squats : Tenez-vous dos au mur, les pieds écartés à la largeur des épaules. Descendez lentement en squat, en gardant vos genoux alignés avec vos chevilles et votre dos droit. Tenez pendant 5 à 10 secondes, puis relevez-vous lentement. Répétez 10 à 12 fois.

3. Planche modifiée contre le mur : placez vos avant-bras sur le mur à la largeur des épaules et reculez vos pieds jusqu'à ce que votre corps forme une ligne droite. Engagez votre cœur et maintenez pendant 5 à 10 secondes. Répétez 5 à 8 fois.

4. Exercice Bird-Dog : Commencez à quatre pattes avec les mains sous les épaules et les genoux sous les hanches. Étendez votre bras droit vers l'avant et la jambe gauche vers l'arrière, en gardant votre tronc engagé et votre colonne vertébrale stable. Maintenez la position pendant 3 secondes, puis revenez à la position de départ. Répétez de l'autre côté. Faites 10 répétitions par côté.

5. Cercles de bras assis avec poids (facultatif) : Si vous vous sentez prêt, tenez des poids légers (1 à 2 lb) dans vos mains et faites de petits cercles avec vos bras, en avant et en arrière, 5 fois dans chaque direction.

Récupération (5 minutes) :

Pont soutenu avec bloc de yoga : Allongez-vous sur le dos, les genoux pliés et les pieds à plat sur le sol. Placez un bloc de yoga entre le bas du dos et le sacrum. Soulevez vos hanches du sol en serrant vos fessiers et votre tronc. Maintenez la position pendant 5 à 10 secondes, puis redescendez lentement. Répétez 5 à 8 fois.

Respiration profonde : Idem que pour le flux des semaines 1 à 4.

Supine Twist : Allongez-vous sur le dos, les genoux pliés et les bras tendus en forme de T. Abaissez lentement vos genoux d'un côté, en gardant vos épaules à plat sur le tapis. Regardez dans la direction opposée. Maintenez la position pendant 5 à 10 respirations, puis changez de côté. Répétez 2 à 3 fois de chaque côté.

Souviens-toi:

Ceci est juste un exemple d'entraînement. Modifiez ou choisissez des exercices qui vous conviennent et qui sont sécuritaires.

Commencez par des durées plus courtes et augmentez progressivement à mesure que vous vous sentez plus fort.

Demandez conseil à un spécialiste qualifié des exercices post-partum ou à un physiothérapeute si vous avez des inquiétudes ou si vous avez besoin de modifications personnalisées.

Plus important encore, profitez du processus ! Célébrez vos progrès, aussi petits soient-ils, et faites confiance à l'incroyable capacité de votre corps à guérir et à devenir plus fort.

RECONNEXION ET RÉÉQUILIBRAGE DE VOTRE Cœur (SEMAINES 9 À 12)

Ah, semaines 9 à 12 de votre voyage post-partum ! Vous êtes arrivé jusqu'ici, vous avez développé votre force, repris confiance en vous et redécouvert votre corps incroyable. Il est maintenant temps de se concentrer sur une connexion centrale plus profonde et un équilibre global. Explorons les exercices Pilates qui ciblent votre puissance intérieure et affinons vos schémas de mouvement pour une véritable sensation de puissance.

Domaines d'intervention :

Activation profonde du tronc : Continuez à renforcer vos muscles transversaux de l'abdomen et du plancher pelvien, fondement de la stabilité du tronc. Des exercices avancés comme les bugs morts et les Pilates V-ups (versions modifiées, bien sûr !) peuvent mettre à l'épreuve votre engagement intérieur.

Fermeture du diastasis recti : Si vous souffrez toujours de diastasis recti, donnez la priorité aux exercices d'activation de base doux et évitez les tensions abdominales. Engagez votre corps profond avec des exercices de respiration, des planches latérales modifiées avec des levées de jambes et des postures soutenues comme la pose de l'enfant.

Réalignement postural : renforcez vos muscles centraux et votre dos pour améliorer votre posture. Des exercices debout comme des fentes avec des torsions du torse, des pompes Pilates modifiées (avec les genoux baissés) et des rouleaux muraux peuvent aider à réaligner votre colonne vertébrale et vos épaules.

Équilibre et coordination : améliorez votre équilibre général et votre coordination avec des exercices de Pilates dynamiques comme les supports sur une seule jambe, les chiens-oiseaux modifiés et les cercles de jambes contrôlés. Cela améliore la stabilité et la confiance dans les mouvements quotidiens.

Exemple d'entraînement Pilates (semaines 9 à 12) :

Échauffement (5 minutes) :

Étirement chat-vache avec extensions de bras : ajoutez un élément dynamique à votre chat-vache en étendant un bras vers l'avant et la jambe opposée vers l'arrière pendant que vous inspirez, puis changez de côté pendant que vous expirez. Répétez 5 à 10 fois.

Rouleaux d'épaules avec portée : Combinez les rouleaux d'épaules en atteignant vos bras au-dessus de votre tête à chaque rouleau avant et en les étendant sur les côtés à chaque rouleau arrière. Répétez 5 à 10 fois.

Cercles de cheville avec élévations de mollets : Tout en faisant des cercles de chevilles, ajoutez une légère élévation de mollet sur chaque cercle complet. Répétez 5 à 10 fois dans chaque direction.

Flux principal (30-35 minutes) :

1. Insectes morts : Allongez-vous sur le dos, les genoux pliés et les pieds à plat sur le sol. Étendez un bras et la jambe opposée tout droit, en gardant votre tronc engagé et le bas du dos appuyé contre le tapis. Ramenez lentement votre bras et votre jambe sans laisser

votre dos se cambrer. Répétez 5 à 8 fois de chaque côté.

2. Pompes Pilates modifiées avec les genoux baissés : Commencez à quatre pattes avec les genoux sous les hanches et les mains directement sous les épaules. Abaissez votre poitrine vers le tapis, en gardant vos coudes près de votre corps et votre tronc engagé. Repoussez jusqu'à la position de départ. Répétez 8 à 12 fois.

3. Planche murale avec levées de jambes : maintenez une position de planche contre le mur pendant 10 à 15 secondes, puis soulevez soigneusement une jambe et maintenez-la pendant 3 secondes avant de revenir à la planche. Répétez 5 à 8 fois par jambe.

4. Bird-Dog modifié avec bras : Commencez à quatre pattes avec les mains sous les épaules et les genoux sous les hanches. Étendez votre bras droit vers l'avant et la jambe gauche vers l'arrière, en gardant votre tronc engagé et votre colonne vertébrale stable. Tenez pendant 3 secondes, puis tendez votre bras gauche vers votre jambe droite avant de revenir à la position de départ. Répétez de l'autre côté. Faites 10 répétitions par côté.

5. Équilibre sur une jambe avec cercles de bras : Tenez-vous sur une jambe et faites lentement de petits cercles avec vos bras, en avant et en arrière. Tenez pendant 10 à 15 secondes de chaque côté, en vous concentrant sur

l'équilibre et en gardant votre cœur engagé.

Récupération (5 minutes) :

Pose de l'enfant avec les bras au-dessus : Asseyez-vous sur vos talons dans la pose de l'enfant et étendez vos bras au-dessus de votre tête, en tendant la main vers le sol si vous êtes à l'aise. Respirez profondément et retenez pendant 5 à 10 respirations.

Supine Twist avec les genoux pliés : identique à celui de la semaine 5 à 8, mais gardez les genoux pliés et les pieds à plat sur le sol. Cela permet une rotation douce de la colonne vertébrale tout en maintenant l'engagement du noyau.

Savasana soutenu : Allongez-vous sur le dos, les bras reposant sur les côtés et les paumes tournées vers le haut. Fermez les yeux et détendez tout votre corps. Lâchez toute tension et concentrez-vous simplement sur votre respiration. Restez dans cette position pendant 5 à 10 minutes.

Souviens-toi:

Ceci est juste un exemple d'entraînement. Modifiez ou choisissez les exercices qui vous conviennent à ce stade.

Écoutez votre corps et faites des pauses si nécessaire.

Célébrez vos progrès ! Chaque pas que vous faites est un triomphe de l'incroyable potentiel de guérison et de reconstruction de votre corps.

N'hésitez pas à demander conseil à un professionnel qualifié si vous avez des inquiétudes ou avez besoin de modifications personnalisées.

Vous êtes dans la dernière partie de votre voyage post-partum et le Pilates peut être votre puissant allié pour vous reconnecter à votre corps, équilibrer votre corps et vous sentir vraiment autonome. Profitez du processus, écoutez votre corps !!

PILATES MURAUX AVANCÉS ET AU-DELÀ (MOIS 3+)

Ah, 3 mois et plus après l'accouchement ! Vous avez parcouru un long chemin depuis ces débuts, en reconstruisant votre force, en récupérant votre corps et en redécouvrant l'incroyable potentiel de votre corps. Il est maintenant temps de passer à la vitesse supérieure et d'explorer le monde passionnant du **Wall Pilates avancé et au-delà !**

Prêt à relever le défi ?

Si vous vous sentez fort, stable et confiant, le Wall Pilates avancé offre un terrain de jeu pour repousser davantage vos limites, améliorer la coordination et développer une résilience encore plus grande. Prépare-toi pour:

Activation de base intensifiée : des exercices avancés comme les V-ups Pilates avec extensions complètes des jambes et des bras, les insectes morts avec les jambes et les planches latérales avec des tapes sur les genoux mettront à l'épreuve votre contrôle interne comme jamais auparavant.

Mouvements dynamiques : préparez-vous à des séquences fluides qui combinent force, équilibre et coordination. Imaginez des fentes avec des torsions du torse, des squats sur une jambe avec des bras tendus et des cercles de jambes contrôlés se transformant en planches latérales.

Exploration de l'équipement : vous pouvez sortir du mur et incorporer des accessoires comme des balles de

Pilates, des bandes de résistance et même des mini trampolines pour ajouter de nouvelles dimensions à vos entraînements.

Connexion corps-esprit : à mesure que vous maîtrisez des mouvements plus complexes, l'accent est mis sur le contrôle et la précision conscients. Cela approfondit votre connexion avec votre corps et vous permet de véritablement bouger avec grâce et puissance.

Au-delà du mur:

Si Wall Pilates est votre compagnon de confiance, le monde du fitness offre un vaste paysage à explorer. Pensez à vous aventurer dans :

Mat Pilates : améliorez votre force et votre contrôle au sol avec des exercices Pilates classiques comme les roll-ups, les teasers et les plongeons du cygne.

Yoga : retrouvez la paix intérieure et la flexibilité grâce à des étirements doux et des séquences fluides dans différents styles de yoga.

Danse Fitness : Mettez-vous dans le rythme avec la Zumba, les cours de barre ou encore la danse classique pour les grands ! Ceux-ci peuvent être des moyens incroyablement amusants et efficaces pour stimuler votre cardio et votre coordination.

Entraînement de force : Si vous avez envie de pomper du fer, explorez des exercices de poids corporel ou des routines d'haltérophilie légères adaptées à la forme physique post-partum.

Souviens-toi:

Écoutez votre corps : même avec votre nouvelle force, donnez la priorité à la sécurité et à une bonne forme physique. Ne vous poussez pas au-delà de vos limites.

Adoptez le progrès, pas la perfection : certains jours seront plus forts que d'autres. Célébrez vos réalisations, apprenez des défis et profitez du voyage !

Demandez conseil : envisagez de travailler avec un professionnel du fitness qualifié qui peut concevoir un programme personnalisé et vous fournir des conseils d'experts pour vos objectifs de fitness avancés.

Le choix t'appartient:

Félicitations pour avoir atteint ce point incroyable de votre voyage post-partum ! Que vous choisissiez de plonger plus profondément dans le Wall Pilates avancé ou d'explorer d'autres avenues, n'oubliez pas que la chose la plus importante est de bouger votre corps d'une manière qui vous fait du bien, qui est amusante et qui vous donne du pouvoir. Célébrez vos réalisations, relevez les défis et continuez à redécouvrir la joie du mouvement dans votre corps post-partum fort et dynamique !

PRIME

ROUTINES PILATES POUR LES PRÉOCCUPATIONS COURANTES DU POST-PARTUM

Je suis heureux de vous aider à trouver des routines Pilates adaptées aux problèmes courants du post-partum. Afin de vous donner les recommandations les plus précises, il serait utile que vous me disiez quels problèmes spécifiques vous rencontrez. Certains problèmes courants et leurs routines Pilates correspondantes sont :

Diastasis des grands droits:

Focus : activation douce du tronc sans forcer la paroi abdominale.

Exercices : compressions du plancher pelvien, planches latérales modifiées avec levées de jambes, étirements chat-vache, oiseau-chien avec extension des bras (modifiés), pont soutenu avec bloc de yoga, pose de l'enfant.

Maux de dos post-partum :

Focus : Renforcer les muscles du tronc et du dos tout en améliorant la posture.

Exercices : squats muraux, pompes Pilates modifiées (genoux baissés), fentes debout avec torsions du torse, extensions douces du dos (soutenues par les mains ou les genoux), pose soutenue de l'enfant avec les bras au-dessus.

Perte de force abdominale :

Focus : développer progressivement la force de base, en particulier les muscles internes profonds.

Exercices : Dead bugs, Pilates V-ups (modifiés), levées de jambes latérales avec bande de résistance, variations de planches (sur les genoux, les coudes, les pieds surélevés), variations de ponts (une seule jambe, avec balle entre les genoux).

Faiblesse du plancher pelvien :

Objectif : Renforcer les muscles du plancher pelvien pour le contrôle de la vessie et la stabilité globale du tronc.

Exercices : exercices de Kegel, compressions du plancher pelvien avec prises, variations de ponts avec activation du plancher pelvien, chat-vache avec compressions du plancher pelvien, pose soutenue de l'enfant avec levées du plancher pelvien.

Récupération générale post-partum :

Focus : mouvement doux, amélioration de la flexibilité et renforcement de la confiance globale.

Exercices : étirements chat-vache, cercles de bras, balancements doux des jambes, pont soutenu, planches latérales modifiées, Savasana soutenu.

N'oubliez pas qu'il est essentiel d'écouter votre corps et de modifier les exercices si nécessaire pour éviter la douleur ou l'inconfort. Consulter un spécialiste qualifié des exercices post-partum ou un physiothérapeute peut fournir des conseils personnalisés et garantir des entraînements sûrs et efficaces.

MAINTENIR UN MODE DE VIE SAIN ET ACTIF

NUTRITION ET RÉCUPÉRATION POST-PARTUM

Le lien crucial entre une bonne alimentation et une récupération post-partum en douceur ! Nourrir votre corps avec les bons nutriments est essentiel pour :

Guérison physique : fournir les éléments constitutifs de la réparation des tissus, de la production d'énergie et du fonctionnement du système immunitaire.

Équilibre hormonal : équilibre les hormones qui fluctuent pendant cette période et peuvent contribuer aux sautes d'humeur et à la fatigue.

Soutien à l'allaitement : fournit des nutriments adéquats pour une production de lait saine et le développement du bébé.

Bien-être mental : promouvoir un fonctionnement cérébral sain et lutter contre la dépression et l'anxiété post-partum.

Ce qu'il faut manger:

Concentrez-vous sur les aliments complets : donnez la priorité aux fruits, aux légumes, aux grains entiers, aux protéines maigres et aux graisses saines. Ceux-ci offrent une richesse de vitamines, de minéraux et de fibres, essentiels à votre santé et à votre bien-être.

Restez hydraté : L'eau est vitale pour toutes les fonctions corporelles. Visez 8 à 10 verres par jour et ajustez en fonction du niveau d'activité et de l'allaitement.

Puissance protéique : incluez des protéines à chaque repas et collation. Les bonnes sources comprennent le poisson, les œufs, les haricots, les légumineuses, la volaille maigre et le tofu.

Duo Calcium & Vitamine D : Essentiel pour la santé des os et la production de lait. Les produits laitiers, les légumes-feuilles, les aliments enrichis et l'exposition au soleil en sont de bonnes sources.

Reconstitution en fer : La perte de fer est courante après l'accouchement. La viande rouge, les lentilles, les noix, les graines et les céréales enrichies de fer peuvent vous aider à reconstituer vos réserves.

Graisses saines : Choisissez des graisses insaturées comme les avocats, l'huile d'olive, les noix et les poissons gras. Ceux-ci fournissent de l'énergie, soutiennent la santé du cerveau et facilitent l'absorption des nutriments.

Aliments à limiter :

Aliments transformés : souvent riches en sucre, en graisses malsaines et en sodium, ce qui peut entraver la guérison et contribuer à l'inflammation.

Boissons sucrées : tenez-vous-en à l'eau et aux boissons non sucrées. L'excès de sucre peut augmenter la glycémie et contribuer à la prise de poids.

Caféine : Limitez votre consommation de caféine pour éviter de perturber le sommeil et le développement de bébé.

Alcool : même si une consommation sociale occasionnelle peut être acceptable, consultez votre médecin pour connaître les limites de sécurité après l'accouchement.

Conseils supplémentaires :

Planifiez à l'avance : remplissez votre garde-manger et votre réfrigérateur de produits essentiels sains pour éviter de recourir à des options malsaines lorsque le temps presse.

Préparez des repas rapides et faciles : cuisinez en lots à l'avance ou choisissez des recettes simples pour les journées chargées.

Écoutez votre corps : mangez lorsque vous avez faim et arrêtez-vous lorsque vous êtes rassasié. Ne vous forcez pas à suivre des horaires de repas rigides.

Recherchez de l'aide : n'hésitez pas à demander de l'aide à votre famille, à vos amis ou à un diététiste professionnel pour la planification des repas et des conseils nutritionnels.

N'oubliez pas qu'une alimentation équilibrée et nutritive est la clé d'un voyage post-partum sain et heureux. Ne vous souciez pas de la perfection, écoutez votre corps et profitez du délicieux voyage consistant à vous nourrir, vous et votre tout-petit !

SOMMEIL ET SOINS DE SOI POUR LA NOUVELLE MAMAN

Le sommeil et les soins personnels sont deux ingrédients essentiels pour une nouvelle expérience de maman épanouie ! Entre les tétées nocturnes, les changements de couches sans fin et les ajustements constants à la maternité, réaliser les deux peut sembler un rêve lointain. Mais n'ayez crainte, il existe des conseils pratiques et des stratégies utiles pour donner la priorité à votre bien-être et privilégier le repos autant que possible.

Stratégies de sommeil :

Adoptez les siestes : n'hésitez pas à faire des siestes pendant la journée, même si elles ne durent que 20 minutes. Cela peut augmenter considérablement votre énergie et améliorer votre humeur.

Créez une routine de sommeil : établissez une heure de coucher et de réveil constante, même le week-end. Cela aide à réguler le cycle veille-sommeil naturel de votre corps.

Optimisez votre environnement de sommeil : assurez-vous que votre chambre est sombre, calme et fraîche. Investissez dans des rideaux occultants, des bouchons d'oreilles et un matelas confortable pour une nuit de sommeil réparatrice.

Développez des habitudes relaxantes : Avant de vous coucher, pratiquez des activités apaisantes comme lire, prendre un bain chaud ou écouter de la musique apaisante. Évitez les écrans au moins une heure avant le coucher.

Adoptez le cododo en toute sécurité : si le cododo vous convient, donnez la priorité à la sécurité en suivant des directives telles que l'utilisation d'un matelas ferme, en évitant une literie lâche et en vous assurant qu'il n'y a aucun risque d'étouffement.

Déléguez et recherchez du soutien : n'ayez pas peur de demander de l'aide à votre partenaire, votre famille ou vos amis pour les tâches nocturnes. Dormir davantage fera de vous un meilleur parent à long terme.

Rituels de soins personnels :

Accordez-vous du « temps pour moi » : Même 15 minutes par jour consacrées à quelque chose que vous aimez, comme lire, faire une promenade ou pratiquer le yoga, peuvent faire toute la différence.

Connectez-vous avec vous-même : les pratiques de pleine conscience comme la méditation ou la tenue d'un journal peuvent vous aider à gérer le stress, à réduire l'anxiété et à cultiver la paix intérieure.

Bougez votre corps : l'activité physique, même les marches douces ou les étirements, libère des endorphines, améliore l'humeur et augmente les niveaux d'énergie.

Nourrissez votre corps : donnez la priorité à des habitudes alimentaires saines pour nourrir votre corps et votre esprit. N'oubliez pas de rester hydraté !

Recherchez une connexion sociale : parlez à vos amis, à votre famille ou rejoignez un groupe de soutien pour les nouvelles mamans. Partager vos expériences et vos sentiments peut être extrêmement précieux.

Demandez l'aide d'un professionnel : si vous souffrez de manque de sommeil, d'anxiété persistante ou d'émotions accablantes, n'hésitez pas à contacter un thérapeute ou un professionnel de la santé.

N'oubliez pas : donner la priorité au sommeil et aux soins personnels n'est pas un luxe ; c'est une nécessité pour vous et votre bébé. Faites de petits pas, soyez gentil avec vous-même et célébrez même les plus petites victoires. Embrassez cette phase unique de votre vie avec une approche solidaire de votre bien-être, et vous serez sur la bonne voie pour vous épanouir en tant que nouvelle maman.

RETOUR À VOS ACTIVITÉS AVANT LA GROSSESSE

C'est une perspective passionnante de reprendre vos passe-temps d'avant la grossesse après avoir ramené votre bébé à la maison ! Mais gardez à l'esprit que votre corps a subi des changements importants et qu'il faudra du temps et de la réflexion pour guérir complètement. Pour un retour à vos activités préférées sécurisé et épanouissant, gardez à l'esprit les points suivants :

Soyez conscient de votre corps : la règle d'or est la suivante ! Prenez note de votre bien-être physique et mental. Évitez de vous surmener ou de le faire trop rapidement, car cela pourrait nuire à votre récupération ou nuire à votre récupération. Au fur et à mesure que vous vous sentez plus fort, augmentez progressivement la durée et l'intensité de vos premières activités à faible impact.

Autorisation de votre médecin : prenez rendez-vous pour un examen post-partum avec votre médecin environ 6 à 8 semaines après l'accouchement. Ils peuvent évaluer votre niveau de récupération et vous fournir des conseils personnalisés sur le moment et la manière de reprendre certaines activités.

Plancher pelvien et diastasis recti : Pour obtenir des conseils sur les techniques d'entraînement sûres et les routines de récupération, parlez à un physiothérapeute agréé si vous avez des problèmes de diastasis recti ou de plancher pelvien. Pour un soutien optimal et pour éviter de futurs problèmes, il est impératif de renforcer votre plancher pelvien et vos muscles centraux.

Initiez progressivement et ajustez : Commencez par une intensité réduite et des séances plus courtes de vos routines pré-grossesse. Les exercices doivent être modifiés si nécessaire pour éviter de solliciter votre plancher pelvien ou vos muscles abdominaux. Si vous ressentez une douleur ou un inconfort, faites-y attention et arrêtez immédiatement.

Sélectionnez vos activités préférées : vous êtes plus susceptible de rester motivé et cohérent si vous reprenez les activités agréables et enrichissantes que vous aimiez autrefois. Cela pourrait impliquer du yoga léger, de la danse ou même de la natation et de la marche. Si cela est possible, trouvez des méthodes pour inclure votre enfant dans vos activités afin que vous puissiez créer des liens autour de lui.

Créez un réseau de soutien : Avoir un réseau d'amis, de parents ou un prestataire de services de garde qui vous soutient peut être très utile. Cela vous permet de réserver du temps pour faire de l'exercice et d'autres activités agréables sans vous sentir sous pression.

Célébrez vos progrès : les échecs ne devraient pas vous décourager !

Chaque pas que vous faites vers vos objectifs d'avant la grossesse est un succès. Honorez l'incroyable voyage de votre corps et réjouissez-vous de chaque petit pas en avant.

N'oubliez pas que votre cheminement vers vos activités d'avant la grossesse est distinct de celui des autres. Donnez la priorité à votre bien-être, faites preuve de patience et faites attention à votre corps. Pendant que vous naviguez dans la maternité, savourez l'expérience, reconnaissez vos réalisations et savourez le bonheur de redécouvrir votre corps et sa puissance renouvelée.

CONSTRUIRE UNE ROUTINE D'EXERCICE DURABLE

Construire une routine d'exercice durable consiste à trouver un équilibre entre se dépasser et écouter son corps. Voici quelques conseils clés pour commencer :

Trouvez votre « pourquoi » : Qu'est-ce qui vous motive à bouger ? Est-ce que vous vous sentez plus fort, réduisez le stress, augmentez votre énergie ou améliorez votre humeur ? Identifier vos raisons vous aidera à rester engagé lorsque les choses se compliquent.

Commencez petit et célébrez : ne vous submergez pas d'objectifs ambitieux. Commencez par des séances d'entraînement courtes et gérables que vous pouvez facilement intégrer à votre emploi du temps, même si elles ne durent que 10 minutes au début.

Augmentez progressivement la durée et l'intensité à mesure que vous devenez plus fort. N'oubliez pas de célébrer chaque étape, aussi petite soit-elle !

La variété est la clé : gardez les choses intéressantes en essayant différentes activités que vous aimez. Cela peut inclure n'importe quoi, du yoga à la natation, en passant par la danse et l'escalade. Avoir des options évite l'ennui et vous permet de rester engagé sur le long terme.

Rendez-le pratique : planifiez vos entraînements à l'avance et choisissez des activités accessibles et réalisables dans les limites de vos contraintes de temps et de ressources. Avoir un abonnement à une salle de sport ou du matériel à la maison peut être utile, mais même les exercices de musculation au parc peuvent faire des merveilles.

Écoutez votre corps : Respectez les signaux de votre corps. Si vous vous sentez fatigué ou endolori, prenez une journée de repos. Traverser la douleur peut entraîner des blessures et faire dérailler votre progression. N'oubliez pas que le repos est un élément crucial de toute routine d'exercice.

Trouvez un ami : Faire de l'exercice avec un ami ou rejoindre un cours de conditionnement physique en groupe peut être une excellente source de motivation. Cela ajoute un élément social et vous aide à rester responsable. De plus, cela peut être plus amusant que de s'entraîner seul !

Suivez vos progrès : suivre vos entraînements, que ce soit dans un journal ou dans une application de fitness, peut vous donner un sentiment d'accomplissement et vous motiver à continuer. Voir vos progrès au fil du temps peut être un puissant facteur de motivation.

N'ayez pas peur de vous adapter : vos besoins et vos préférences peuvent changer avec le temps. Soyez flexible et adaptez votre routine au besoin. Que vous souhaitiez tester une nouvelle activité, ajuster l'intensité ou faire une pause, écoutez votre corps et privilégiez votre bien-être.

Récompensez-vous : célébrez vos réalisations ! Offrez-vous quelque chose que vous appréciez après avoir atteint un objectif de remise en forme ou terminé un entraînement particulièrement stimulant. Le renforcement positif vous aidera à rester motivé et sur la bonne voie.

N'oubliez pas que créer une routine d'exercice durable est un voyage, pas une course. Soyez patient avec vous-même, écoutez votre corps et trouvez des moyens de rendre le mouvement agréable. En gardant ces conseils à l'esprit, vous pouvez créer une routine de remise en forme qui vous convient et vous aide à atteindre vos objectifs à long terme.

Plancher pelvien et diastasis recti : Pour obtenir des conseils sur les techniques d'entraînement sûres et les routines de récupération, parlez à un physiothérapeute agréé si vous avez des problèmes de diastasis recti ou de plancher pelvien. Pour un soutien optimal et pour éviter de futurs problèmes, il est impératif de renforcer votre plancher pelvien et vos muscles centraux.

Initiez progressivement et ajustez : Commencez par une intensité réduite et des séances plus courtes de vos routines pré-grossesse. Les exercices doivent être modifiés si nécessaire pour éviter de solliciter votre plancher pelvien ou vos muscles abdominaux. Si vous ressentez une douleur ou un inconfort, faites-y attention et arrêtez immédiatement.

Sélectionnez vos activités préférées : vous êtes plus susceptible de rester motivé et cohérent si vous reprenez les activités agréables et enrichissantes que vous aimiez autrefois. Cela pourrait impliquer du yoga léger, de la danse ou même de la natation et de la marche. Si cela est possible, trouvez des méthodes pour inclure votre enfant dans vos activités afin que vous puissiez créer des liens autour de lui.

Créez un réseau de soutien : Avoir un réseau d'amis, de parents ou un prestataire de services de garde qui vous soutient peut être très utile. Cela vous permet de réserver du temps pour faire de l'exercice et d'autres activités agréables sans vous sentir sous pression.

Célébrez vos progrès : les échecs ne devraient pas vous décourager ! Chaque pas que vous faites vers vos objectifs d'avant la grossesse est un succès. Honorez l'incroyable voyage de votre corps et réjouissez-vous de chaque petit pas en avant.

N'oubliez pas que votre cheminement vers vos activités d'avant la grossesse est distinct de celui des autres. Donnez la priorité à votre bien-être, faites preuve de patience et faites attention à votre corps. Pendant que vous naviguez dans la maternité, savourez l'expérience, reconnaissez vos réalisations et savourez le bonheur de redécouvrir votre corps et sa puissance renouvelée.

CONSTRUIRE UNE ROUTINE D'EXERCICE DURABLE

Construire une routine d'exercice durable consiste à trouver un équilibre entre se dépasser et écouter son corps. Voici quelques conseils clés pour commencer :

Trouvez votre « pourquoi » : Qu'est-ce qui vous motive à bouger ? Est-ce que vous vous sentez plus fort, réduisez le stress, augmentez votre énergie ou améliorez votre humeur ? Identifier vos raisons vous aidera à rester engagé lorsque les choses se compliquent.

Commencez petit et célébrez : ne vous submergez pas d'objectifs ambitieux. Commencez par des séances d'entraînement courtes et gérables que vous pouvez facilement intégrer à votre emploi du temps, même si elles ne durent que 10 minutes au début. Augmentez progressivement la durée et l'intensité à mesure que vous devenez plus fort. N'oubliez pas de célébrer chaque étape, aussi petite soit-elle !

La variété est la clé : gardez les choses intéressantes en essayant différentes activités que vous aimez. Cela peut inclure n'importe quoi, du yoga à la natation, en passant par la danse et l'escalade. Avoir des options évite l'ennui et vous permet de rester engagé sur le long terme.

Rendez-le pratique : planifiez vos entraînements à l'avance et choisissez des activités accessibles et réalisables dans les limites de vos contraintes de temps et de ressources. Avoir un abonnement à une salle de sport ou du matériel à la maison peut être utile, mais même les exercices de musculation au parc peuvent faire des merveilles.

Écoutez votre corps : Respectez les signaux de votre corps. Si vous vous sentez fatigué ou endolori, prenez une journée de repos. Traverser la douleur peut entraîner des blessures et faire dérailler votre progression. N'oubliez pas que le repos est un élément crucial de toute routine d'exercice.

Trouvez un ami : Faire de l'exercice avec un ami ou rejoindre un cours de conditionnement physique en groupe peut être une excellente source de motivation. Cela ajoute un élément social et vous aide à rester responsable. De plus, cela peut être plus amusant que de s'entraîner seul !

Suivez vos progrès : suivre vos entraînements, que ce soit dans un journal ou dans une application de fitness, peut vous donner un sentiment d'accomplissement et vous motiver à continuer. Voir vos progrès au fil du temps peut être un puissant facteur de motivation.

N'ayez pas peur de vous adapter : vos besoins et vos préférences peuvent changer avec le temps. Soyez flexible et adaptez votre routine au besoin. Que vous souhaitiez tester une nouvelle activité, ajuster l'intensité ou faire une pause, écoutez votre corps et privilégiez votre bien-être.

Récompensez-vous : célébrez vos réalisations ! Offrez-vous quelque chose que vous appréciez après avoir atteint un objectif de remise en forme ou terminé un entraînement particulièrement stimulant. Le renforcement positif vous aidera à rester motivé et sur la bonne voie.

N'oubliez pas que créer une routine d'exercice durable est un voyage, pas une course. Soyez patient avec vous-même, écoutez votre corps et trouvez des moyens de rendre le mouvement agréable. En gardant ces conseils à l'esprit, vous pouvez créer une routine de remise en forme qui vous convient et vous aide à atteindre vos objectifs à long terme.

TROUVER VOTRE ÉQUILIBRE ET VOTRE FORCE POST-PARTUM

Trouver votre équilibre et votre force post-partum est un beau voyage, rempli de défis et de triomphes. Il s'agit de redécouvrir son corps après l'accouchement, de nourrir son bien-être et de retrouver sa confiance. Voici quelques domaines clés sur lesquels se concentrer :

Récupération physique et force :

Écoutez votre corps : privilégiez les mouvements doux et écoutez les signaux de votre corps. Réintroduisez progressivement l'exercice avec des activités comme la marche, la natation ou le Pilates prénatal.

Renforcez votre tronc : Concentrez-vous sur les muscles profonds essentiels à la récupération post-partum. Des exercices tels que des compressions du plancher pelvien, des planches modifiées et des chiens-oiseaux peuvent vous aider à reconstruire vos fondations.

Répondez à des préoccupations spécifiques : si vous souffrez de diastasis recti ou de problèmes de plancher pelvien, demandez conseil à un physiothérapeute qualifié pour des exercices et des plans de récupération sur mesure.

Célébrez vos progrès : Soyez gentil avec vous-même et célébrez chaque pas que vous faites pour retrouver vos forces, aussi petit soit-il.

Bien-être mental et émotionnel :

Adoptez les soins personnels : donnez la priorité aux activités qui nourrissent votre esprit et votre esprit. Cela peut inclure la méditation, le yoga, passer du temps dans la nature ou poursuivre des passe-temps que vous aimez.

Connectez-vous avec les autres : construisez un système de soutien solide composé de membres de votre famille, d'amis ou d'autres nouvelles mères. Partager vos expériences et vos sentiments peut être extrêmement utile.

Demandez l'aide d'un professionnel : n'hésitez pas à contacter un thérapeute ou un conseiller si vous souffrez d'anxiété, de dépression ou d'autres problèmes de santé mentale.

Pratiquez la pleine conscience : concentrez-vous sur le moment présent et acceptez vos émotions sans jugement. La pleine conscience peut vous aider à gérer le stress et à cultiver la paix intérieure.

Nourrir votre relation avec votre corps :

Pratiquez la positivité corporelle : apprenez à apprécier votre corps pour sa force et sa résilience. Concentrez-vous sur votre santé et votre bien-être plutôt que d'atteindre des normes de beauté irréalistes.

Portez des vêtements confortables : choisissez des vêtements qui vous permettent de vous sentir bien dans votre peau et qui permettent de bouger confortablement.

Offrez-vous des rituels de soins personnels : offrez-vous des bains relaxants, des massages ou d'autres activités de bien-être qui vous aident à renouer avec votre corps et à vous sentir bien dans votre peau.

Concentrez-vous sur vos points forts : Célébrez vos capacités et vos talents uniques, qu'il s'agisse de votre nature bienveillante, de vos compétences créatives ou de votre énergie illimitée.

Trouver l'équilibre :

Donnez la priorité au sommeil : visez 7 à 8 heures de sommeil chaque nuit. Ceci est crucial pour votre bien-être physique et mental.

Fixez des attentes réalistes : n'essayez pas de tout faire. Déléguez des tâches, demandez de l'aide et n'ayez pas peur de dire non.

Embrassez l'imperfection : la maternité est compliquée. Apprenez à accepter le chaos et à embrasser la beauté de l'inattendu.

Trouvez de la joie dans les petits moments : Chérissez les moments précieux avec votre bébé, qu'il s'agisse d'un câlin tranquille, d'un rire ou d'une simple promenade dans le parc.

N'oubliez pas que trouver votre équilibre et votre force post-partum est un voyage unique. Soyez patient avec vous-même, écoutez vos besoins et célébrez vos progrès en cours de route. Il n'y a pas de bonne ou de mauvaise façon de procéder, et le plus important est de trouver ce qui fonctionne pour vous et votre famille.

PRIME

EXEMPLES D'HORAIRES D'ENTRAÎNEMENT HEBDOMADAIRES

Voici quelques exemples généraux de programmes d'entraînement hebdomadaires pour différentes étapes du post-partum, adaptés à différents niveaux de forme physique et préférences :

Semaines 1 à 4 :

Focus : mouvement doux, activation du tronc et reconstruction de la force de base.

Exemple de routine :

Lundi : Marche pendant 30 minutes, contractions du plancher pelvien, étirements doux.

Mardi : Repos ou yoga léger axé sur la respiration et la conscience du corps.

Mercredi : Natation pendant 20 minutes, planches latérales modifiées avec levées de jambes.

Jeudi : Repos ou exercices de poids corporel à faible impact comme des squats et des fentes.

Vendredi : Marche avec bébé dans un porte-bébé, étirements chat-vache.

Week-end : profitez du temps passé en famille et privilégiez le repos actif comme la marche dans la nature ou le jardinage doux.

Semaines 5 à 8 :

Objectif : Augmenter l'intensité, renforcer la confiance et répondre à des préoccupations spécifiques (par exemple, diastasis recti, plancher pelvien).

Exemple de routine :

Lundi : cours de Pilates axé sur l'activation du tronc et les exercices modifiés.

Mardi : Marche ou vélo rapide pendant 30 minutes, levées de jambes latérales avec bande de résistance.

Mercredi : Cours de yoga prénatal ou d'aquagym.

Jeudi : Musculation avec poids légers pour le haut et le bas du corps.

Vendredi : Cours de danse fitness ou autre activité amusante que vous aimez.

Week-end : Randonnée en famille ou activité de plein air, suivie de rituels de soins personnels comme un massage ou une méditation.

Semaines 9 à 12 :

Focus : exercices avancés, défis cardio et exploration de nouvelles activités.

Exemple de routine :

Lundi : Entraînement fractionné (intervalles de marche/course) pendant 30 minutes, variations de planches.

Mardi : Cours de Barre ou Pilates avec exercices de base avancés.

Mercredi : Natation ou escalade (si autorisation médicale).

Jeudi : Entraînement en circuit avec poids corporel avec fentes, squats, pompes (modifiées) et burpees.

Vendredi : Flow de yoga axé sur l'équilibre et la flexibilité.

Week-end : essayez une nouvelle activité comme le tennis, le kayak ou

un cours de danse, suivie de détente et
de soins.

Souviens-toi:

Ce ne sont que des exemples généraux
et vous devez les ajuster en fonction de
vos besoins et préférences individuels.

Écoutez toujours votre corps et prenez
des jours de repos si nécessaire.

Demandez conseil à un professionnel
de la santé qualifié ou à un
physiothérapeute si vous avez des
inquiétudes.

Plus important encore, choisissez des
activités que vous aimez et faites du
mouvement une expérience joyeuse
pendant votre voyage post-partum.

J'espère que cela vous donnera un point de départ utile pour créer vos propres programmes d'entraînement ! N'hésitez pas à demander si vous avez des questions spécifiques ou si vous avez besoin de modifications supplémentaires.

www.ingramcontent.com/pod-product-compliance
Lightning Source LLC
Chambersburg PA
CBHW070941260726
48661CB00003B/1068